INSTRUCTION

SUR

LE TYPHUS,

FIÈVRE DES CAMPS, FIÈVRE DES HÔPITAUX,

FIÈVRE DES PRISONS.

INSTRUCTION.

Une maladie s'est manifestée dans quelques départemens; c'est le TYPHUS, FIÈVRE DES CAMPS, FIÈVRE DES HÔPITAUX, FIÈVRE DES PRISONS.

Elle doit être regardée en ce moment comme épidémique, à cause du nombre d'individus qu'elle attaque; elle peut devenir contagieuse de différentes manières et dans certaines circonstances (1).

L'Instruction que nous présentons sur cette maladie, ne s'adresse point à nos confrères les médecins expérimentés, sur-tout à ceux qui, placés dans le foyer de la contagion, ont ajouté leur expérience personnelle à leurs connaissances antérieurement acquises; elle leur serait d'autant plus inutile, que c'est d'eux que nous tenons la plupart des renseignemens dont nous avons fait usage : mais elle s'adresse aux autorités constituées, que les médecins doivent éclairer, pour qu'elles ordonnent et fassent administrer les secours nécessaires; aux jeunes médecins, que l'on doit ramener à l'observation; aux élèves, toujours employés en très-grand nombre dans les épidémies, et que leur zèle, leur amour pour la science, emportent souvent au-delà du but qu'ils doivent se proposer; aux citoyens de toutes les classes, que leur humanité, leur charité, leur religion même, portent à secourir les malades, et que l'oubli des précautions nécessaires peut exposer à devenir victimes de la maladie; enfin à la nombreuse série de personnes qui, par devoir, font

______

(1) Cette maladie, le typhus contagieux, est bien connue; elle a été souvent observée et décrite, avec beaucoup de soin et d'exactitude, par des médecins d'un grand mérite, depuis *Pringle* jusqu'à *Hildenbrand.*

A

auprès des malades un service actif et périlleux ; lorsqu'il n'est point dirigé par des hommes instruits (1).

Naissance du Typhus.

Le typhus peut naître spontanément, toutes les fois que , sur un certain nombre d'hommes, les circonstances suivantes se trouvent réunies en tout ou en partie :

Le manque prolongé de nourriture saine et en quantité suffisante ;

Le manque de vêtemens convenables ;

La malpropreté long-temps entretenue ;

L'exposition presque continuelle à la pluie et aux autres intempéries de l'air ;

Le séjour dans des lieux bas, humides et mal aérés ;

Le voisinage d'une grande quantité de substances en putréfaction ;

Le grand nombre de plaies devenues gangrénées, se trouvant réunies dans une même salle ;

L'absence de soins dans les maladies autres que le typhus ;

La tristesse, le chagrin, le découragement, la nostalgie ;

L'accumulation d'un grand nombre d'individus qui se trouvent dans les circonstances propres à attrister l'ame et à débiliter le corps ; et, dans ce cas, vingt ou trente personnes peuvent faire encombrement dans un petit espace, tandis que plusieurs centaines n'en feraient pas dans un local très-vaste.

______

(1) Cette Instruction a été rédigée principalement d'après les rapports de MM. *Alexis Petit,* membre du conseil de salubrité, et *Fouquier,* médecin de l'hôpital de la Charité, envoyés par son Exc. monseigneur le Comte *Montalivet,* Ministre de l'intérieur, dans les départemens du nord-est, où régnait le typhus contagieux ; d'après l'instruction publiée à Coblentz par le docteur *Wegeler;* d'après celle du comité de salubrité de Mayence ; et sur-tout d'après les renseignemens nombreux et intéressans que nous a fournis M. *Petit,* qui a examiné soigneusement la maladie, et nous a communiqué les résultats de la pratique heureuse des médecins les plus distingués, soit allemands, soit français, avec lesquels il a eu des liaisons intimes.

Contagion et propagation du Typhus.

Le typhus est contagieux. Il peut se communiquer, plus ou moins subitement, des individus malades aux individus sains, et qui n'ont été jusqu'alors dans aucune des circonstances qui font naître cette maladie ou disposent à la contracter.

Le typhus peut attaquer les personnes de tout sexe, de tout âge, de toute profession, de toute constitution ; mais les jeunes gens, les personnes faibles, délicates, craintives, d'un tempérament nerveux, ou affaiblies par une cause quelconque, sont le plus exposés à le contracter spontanément.

Il peut se manifester dans toutes les saisons ; le froid, réuni à la sécheresse, le fait ordinairement cesser, à moins que les causes qui l'ont fait naître ne contribuent à l'entretenir.

Un individu peut avoir contracté le germe du typhus et le porter au loin avant que la maladie se déclare chez lui. Il peut aussi porter ce germe et le communiquer à d'autres, sans être lui-même affecté du typhus, et sans jamais le devenir.

Le typhus, qui peut naître spontanément, se communique ensuite de la même manière que des maladies éminemment contagieuses, la *petite vérole*, la *rougeole*, &c. ,

1.º Par le contact immédiat des sujets qui en sont atteints. Les médecins, les chirurgiens, tous les employés auprès des malades y sont le plus exposés dans les soins qu'ils leur donnent ;

2.º Par le contact de tout ce qui a été à l'usage des malades ; meubles, lits, couvertures, vêtemens, linge, foin, paille, &c. ;

3.º En respirant, pendant un temps quelquefois très-court, l'air vicié par les émanations des corps malades.

Description de la Maladie.

Le typhus contagieux, tel qu'on l'observe dans les départemens où il règne , suit, en général, une marche régulière. Il peut faire explosion tout-à-coup ; mais, le plus souvent, il est annoncé par des symptômes précurseurs.

Les symptômes précurseurs du typhus sont les mêmes que ceux qui précèdent toute autre fièvre aiguë. L'humeur morale change , l'appétit diminue, le visage perd de sa vivacité , le sommeil est interrompu ; il y a des rêvasseries pendant la nuit ; on éprouve un sentiment de gêne, une sensation désagréable vers l'estomac, une sorte de pesanteur le long de l'épine dorsale, des douleurs lombaires ; cet état dure de trois à cinq jours. Quelquefois ces signes sont si peu sensibles, que les individus menacés n'y font aucune attention.

PREMIÈRE PÉRIODE.

L'invasion est manifestée par les symptômes suivans : frissons plus ou moins vifs , souvent vagues , accompagnés de chaleurs intercurrentes, pâleur bleuâtre de la peau pendant quelques instans, puis soif, lassitude considérable et générale, qui est très-caractéristique , douleur de tête plus ou moins forte.

La chaleur qui succède aux frissons, et qui devient continue , a cela de particulier, que constamment, si le malade reste couvert, elle est pénible ; s'il se découvre, le froid qu'il éprouve est plus pénible encore : vers le troisième jour, il survient un tiraillement douloureux dans les mollets.

État d'inflammation catarrhale plus ou moins prononcée sur la conjonctive, principalement la portion qui est recouverte par les paupières, sur la membrane pituitaire, sur la membrane muqueuse qui tapisse la bouche, le larynx, la trachée-artère, les bronches, l'estomac, le canal intestinal, et souvent l'urètre ; il survient quelquefois dysurie ou douleur lors de l'émission des urines.

Toux avec peu d'expectoration, chaleur grande et un peu sèche , soif augmentée, desir des boissons acides, dégoût, amertume de la bouche, qui en même temps est pâteuse ; nausées, vomituritions, sens et sentiment peu troublés, mais vertiges, étourdissemens, pesanteur de tête et douleur frontale s'étendant d'une tempe à l'autre, tantôt vive et accompagnée d'un sentiment de pulsation, tantôt obtuse ; pouls fréquent, plein ; face plus ou moins colorée ; hypocondre droit plus ou moins tendu ; langue humide et couverte d'un léger enduit blanchâtre ou jaunâtre ; ventre tantôt libre, tantôt resserré ; urines rouges, peu abondantes ; respiration gênée, comme s'il existait une légère péripneumonie.

Vers le quatrième jour, il paraît un exanthème quelquefois assez difficile à apercevoir : tantôt ce sont de véritables pétéchies, tantôt l'éruption ressemble à des morsures de puces, d'autres fois à des stries ou légères vergetures, quelquefois à l'éruption miliaire ou à de petites pustules. L'exanthème existe particulièrement à la poitrine, au dos, aux bras et aux cuisses : il dure ordinairement quatre jours ; rarement il manque.

A cette époque, il survient souvent une hémorragie nasale ; quelquefois il ne sort que quelques gouttes de sang. Cette hémorragie se reproduit quelquefois vers le septième jour ; elle soulage presque toujours le malade.

Du quatrième au septième jour, les excrétions diminuent ; quelquefois il survient de la diarrhée ; il y a de vives inquiétudes, et le sommeil ne relève point les forces ; les sens perdent de leur énergie, ils sont comme émoussés. C'est dans cet espace de temps que commence le délire, qui est plus ou moins marqué.

DEUXIÈME PÉRIODE.

Avec le huitième jour, la scène change ; les symptômes de l'inflammation catarrhale cessent ou diminuent considérablement, excepté le mal de gorge, qui quelquefois augmente et se prolonge. L'exanthème disparaît, à moins qu'il ne soit formé par de vraies pétéchies, et un état nerveux se développe. Le pouls devient plus faible et d'abord plus serré, la peau est plus sèche, la chaleur plus intense, la langue devient brunâtre, la déglutition est difficile ; l'abdomen est douloureux au toucher. Tantôt il y a constipation, plus souvent il y a des selles plus ou moins abondantes, et, dans ce dernier cas, le ventre est plus ou moins météorisé, sur-tout si les selles sont liquides ; les urines sont plus rares, pâles et troubles, rarement elles déposent.

Le délire devient plus constant, sur-tout pendant la nuit. Il est tantôt gai et tranquille, tantôt furieux et même féroce ; quelquefois ce n'est qu'un *subdelirium*, une sorte de torpeur qui approche du *coma*.

Quelques malades sont toujours occupés d'une idée particulière ; souvent ils voient à côté d'eux un autre individu qui semble à-la-fois leur être étranger et faire partie d'eux-mêmes. On a vu un malade qui rêvait, dans la première période, qu'il voyageait en pays étranger ; pendant la deuxième période, qu'il faisait route pour revenir ; et vers la fin de la troisième, qu'il était arrivé chez lui. Le délire coïncide avec une rougeur plus ou moins marquée de la face. La différence du délire, jointe à quelques autres symptômes, établit un état morbide qui tantôt approche du caractère de la fièvre nerveuse versatile, *febris nervosa versatilis*, tantôt du caractère de la fièvre nerveuse torpide, *febris nervosa torpida*.

A mesure que la deuxième période avance, on observe une faiblesse remarquable dans le système musculaire : il y a des soubresauts dans les tendons, des convulsions légères, de la carphologie. Les sens perdent de plus en plus de leur énergie ; l'ouie est particulièrement affectée ; il y a ordinairement surdité. Le pouls est tantôt plein, mou, développé, tantôt petit, dur, serré ou concentré, mais toujours fréquent. Quelquefois la respiration est gênée, fatigante ; elle indique du spasme : il y a peu de soif, et rarement des desirs que l'on puisse appeler *instinctifs*.

Il y a des exacerbations qui sont régulières pendant la nuit et

(7)

irrégulières pendant le jour : elles sont ordinairement plus marquées la nuit qui précède les jours impairs, et amènent quelquefois de petites crises partielles. Si celle qui survient du dixième au onzième jour, est suivie de petites sueurs générales ou de selles copieuses, et plus rarement d'urines qui déposent, on peut s'attendre à voir la maladie se juger le quatorzième ; sinon elle se prolonge jusqu'au dix-septième ou vingt-unième jour, qui sont, quelquefois, marqués l'un ou l'autre par de véritables crises. La nature de l'évacuation qui a lieu le onzième jour, indique l'émonctoire par lequel la grande crise aura lieu le quatorzième, qui est annoncée elle-même par une exacerbation plus marquée le treizième. Mais, le plus ordinairement, lorsque la maladie passe le quatorzième jour sans crise manifeste, elle se juge par solution [*lysis*].

La crise complète se fait communément par des sueurs copieuses, plus rarement par des selles plus ou moins abondantes, quelquefois par des urines qui déposent considérablement.

En général, la crise n'a pas lieu avant le quatorzième jour ; il y a peu d'exemples bien prouvés du contraire.

Lorsque la crise a été complète, l'amélioration est sensible, mais lente et progressive ; ce n'est qu'environ sept jours après, que la convalescence est assurée et que le malade marche vers la santé.

TROISIÈME PÉRIODE.

Lorsque la maladie se prolonge au-delà du quatorzième jour sans décroissement, aux symptômes ataxiques décrits ci-dessus se joignent ceux qui caractérisent une adynamie plus ou moins prononcée. Le pouls mollit, il fuit ou disparaît sous le doigt ; le délire, s'il a été furieux, perd de sa force, mais il devient continu et laisse moins de momens lucides ; la rougeur de la face diminue, et disparaît pour faire place à une pâleur plombée ; le malade reste couché en supination, l'œil devient morne et fixe, la langue plus brune et tremblante, on oublie de la retirer ; la déglutition ne se fait plus, les liquides tombent dans l'estomac par leur propre poids, le ventre se météorise davantage, il y a des selles involontaires ; l'affaissement devient extrême, les traits se décomposent et le malade périt.

Le plus souvent, au contraire, si la crise a été complète du quatorzième au quinzième jour, les symptômes perdent peu-à-peu de leur intensité, la fièvre cesse ; il ne reste de tout l'appareil effrayant de la maladie qu'une grande faiblesse qui rend la convalescence longue et difficile.

Diagnostic.

D'après cet exposé, qui n'est, en grande partie, que le résumé de ce qui a été observé dans l'épidémie qui règne maintenant, il n'est pas difficile d'établir le diagnostic du *typhus contagieux*, considéré dans toutes ses périodes et suivant une marche régulière.

Anomalies.

Le typhus contagieux, dans beaucoup de circonstances, ne suit pas la marche régulière que nous venons de tracer. Nous nous bornerons à parler ici des anomalies qu'on observe le plus fréquemment et qui nous ont paru les plus importantes.

Les causes de ces anomalies, comme dans toutes les autres maladies, dépendent du tempérament du malade, de sa constitution, de sa manière de vivre, de la saison, de la constitution médicale prédominante, et des circonstances accidentelles physiques et morales.

Dans certains cas, le typhus contagieux est extrêmement benin. Le malade reste, la plupart du temps, hors de son lit ; il n'a que de légers vertiges, un peu d'étourdissement et du délire, seulement pendant la nuit. Dans ce cas, il est complétement rétabli presque aussitôt après la crise du quatorzième jour.

L'invasion

L'invasion a lieu quelquefois par des syncopes, des vomissemens spontanés, une douleur de tête violente, un frisson qui, par sa force et sa durée, semblerait annoncer une fièvre intermittente; d'autres fois, le frisson est si faible que le malade le remarque à peine, et les premiers jours de la maladie se passent avec des symptômes extrêmement légers.

Dans la première période, les anomalies sont bien plus communes. Nous signalerons d'abord celle qui a été observée à Mayence, et qui, à raison de sa fréquence, sur-tout parmi les malades de la classe aisée, pourrait presque être regardée comme normale. Cette anomalie consiste dans le mode *de l'affection inflammatoire*, qui imprime à la fièvre plutôt le caractère purement inflammatoire que celui d'inflammatoire catarrhal. L'anomalie que nous décrivons peut se manifester chez des personnes pléthoriques et pleines de vigueur, qui font usage d'une nourriture abondante, substantielle et relevée par des assaisonnemens irritans, qui boivent beaucoup de vin, de liqueurs fortes, de café. Elle peut aussi être produite par des excitans pris au commencement de la maladie, dans la vue de se débarrasser promptement des premiers symptômes.

Mais ces circonstances ne semblent cependant agir avec toute leur énergie, qu'autant que, par un concours de causes physiques et morales, la constitution médicale est devenue inflammatoire, comme on l'a observé dans le cours de l'année dernière (1813) et particulièrement à Mayence. *Ici*, disent les membres composant le conseil de salubrité, dans un avis aux médecins sur le typhus contagieux, *ici le typhus paraît fréquemment, dans sa première période, sous la forme d'une synoque grave et même d'une encéphalite, avec douleur fixe et pulsative vers un point plus ou moins étendu de la tête, sur lequel, en posant la main, on observe ordinairement une augmentation sensible de chaleur.*

Dans ce cas, le mal de tête est très-violent, et son siége varié;

il occupe quelquefois le vertex, d'où il s'étend à l'occiput et se prolonge le long de la colonne épinière. Les vertiges et les étourdissemens sont portés à un très-haut degré; le malade ne peut se tenir, ni même se mettre sur son séant. Le visage et sur-tout les yeux sont très-colorés; on remarque un état plus ou moins comateux, ou un délire féroce, pendant lequel, si l'on ne surveille pas le malade, il fuit, saute par la fenêtre pour se jeter dans l'eau, ou, s'il trouve des instrumens tranchans, il les tourne contre lui-même. Dans des cas plus rares, le malade est pris d'un tetanos général. En un mot, on observe les symptômes de l'encéphalite, tels que plusieurs auteurs recommandables en ont donné la description, mais toujours modifié par la nature primitive de la maladie (1).

Après les inflammations du cerveau, celles de la poitrine et du

____

(1) « L'ouverture du corps d'un homme vigoureux qui avait succombé le septième jour de sa maladie, dit M. *Petit*, nous a démontré qu'il y avait eu chez cet individu une inflammation de l'arachnoïde, de la substance cérébrale, et particulièrement de celle du cervelet. L'arachnoïde était injectée et opaque dans la plus grande partie de son étendue; le plexus choroïde participait à cet état inflammatoire d'une manière très-marquée; il avait acquis le double de son épaisseur ordinaire, et les vaisseaux qui le forment étaient gorgés de sang, et plus volumineux que dans l'état naturel. Une fausse membrane, large de trois à quatre lignes et d'un demi-pouce de longueur, existait sur l'espace qui se trouve entre le cervelet et la commissure postérieure du cerveau. L'arachnoïde qui recouvre le cervelet était injectée et opaque. Un épanchement de sérosité sanguinolente existait au-dessous de cet organe, dont la substance présentait bien évidemment les traces de l'inflammation. La substance médullaire du cervelet, dite communément *l'arbre de vie*, était à peine reconnaissable, parce qu'elle avait pris une teinte rougeâtre.

» On aurait pu croire, d'après l'inspection du cerveau, que ce malade n'avait eu qu'une encéphalite; mais on observait encore sur son cadavre de larges pétéchies, et sa maladie avait offert tous les caractères du *typhus contagieux*.

» A l'occasion de cette autopsie, M. *Renard* de Mayence nous a fait observer que, parmi les divers symptômes que la maladie avait offerts dans son cours, il en était un très-remarquable, et qui, d'après plusieurs observations, lui avait fait annoncer d'avance dans quel état nous trouverions le cervelet : le malade, qui était dans un état d'insensibilité générale, et qui ne témoignait aucune douleur lorsqu'on le pinçait, éprouvait tout-à-coup une secousse générale lorsqu'on lui frappait quelque partie à nu avec le bout du doigt. »

bas-ventre sont les plus fréquentes : dans les premières on observe le point-de-côté et le crachement de sang; dans les secondes, le ventre est tendu et douloureux; il y a des diarrhées, des dysenteries, &c.

Comme, dans le typhus contagieux, les fonctions du foie sont toujours plus ou moins troublées, une irritation plus vive, portée sur cet organe ou sur les parties du canal intestinal qui l'avoisinent, peut, en provoquant des vomissemens abondans et spontanés de bile, ou en produisant, après quelques douleurs de colique, de copieuses selles bilieuses, peut, disons-nous, induire le médecin en erreur, et ne lui laisser voir d'abord, dans la maladie, qu'une simple fièvre bilieuse.

L'exanthème est très-variable, et souvent à peine visible : on ne peut, dans quelques cas, reconnaître son existence, que lorsque, après la crise, une desquammation assez sensible de diverses parties de la peau annonce qu'il a eu lieu; quelquefois on ne l'a observé qu'aux fesses, en donnant un lavement.

La période inflammatoire continue se prolonge quelquefois au-delà du septième jour, sur-tout quand les circonstances énoncées ci-dessus ont concouru à produire une *exaltation de l'affection inflammatoire*; mais plus souvent le contraire a lieu. Dans ce dernier cas, il est possible qu'il y ait erreur de calcul; cependant on peut assurer que cette entrée prématurée dans la période nerveuse, a quelquefois lieu lors même que le calcul a été exact. Une excitation trop forte, comme un traitement trop débilitant, peuvent également produire cette transition prématurée; mais, dans le plus grand nombre de cas, la nature de la fièvre en est la cause unique.

Lorsque l'état nerveux commence dans cette première période, il est rare de le voir compliqué d'adynamie; cependant cette complication peut arriver.

Dans la deuxième période, les anomalies se forment en partie d'après celles qui ont eu lieu dans la première : telles sont les inflammations locales, les diarrhées, &c.

On a souvent observé la sortie de vers lombrics, sans qu'on eût pu soupçonner, avant, une affection vermineuse.

Les complications de putridité et d'adynamie ont souvent lieu, dans cette seconde période, chez les personnes d'une constitution faible, qui usent d'une nourriture peu substantielle et de digestion difficile, qui mènent une vie très-laborieuse, qui font des excès, qui ont éprouvé de grandes fatigues, des privations de toute espèce, et dont le moral est affecté d'une manière pénible.

Les crises qui arrivent le plus ordinairement au quatorzième jour, plus rarement au dix-septième ou vingt-unième, peuvent, dans des cas très-rares, n'avoir lieu que le vingt-huitième ; elles ont aussi quelquefois eu lieu le septième, le neuvième ou le onzième jour.

Il arrive souvent que la crise se fait par une sueur qui n'est pas suffisante pour juger la maladie. Dans ce cas, il faut qu'il y ait, en même temps, quelques selles fétides ou des urines qui déposent, pour que la crise soit complète.

Si la crise a eu lieu, il survient alors d'autres symptômes dont la nature est déterminée par les anomalies qui ont existé durant le cours de la maladie.

On voit, dans ce cas, paraître de nouvelles crises plus ou moins manifestes qui amènent peu à peu le déclin de la maladie.

On n'a pas remarqué, à Coblentz et aux environs, de métastases critiques sur les parotides ni sur les glandes inguinales ; néanmoins cette terminaison a eu lieu dans plusieurs endroits. On n'a de même que rarement reconnu comme critique la gangrène des parties excoriées.

Plusieurs médecins ont vu le typhus contagieux se terminer par un ictère. La maladie a aussi, dans des cas très-rares, paru se juger par des convulsions violentes.

Les causes qui amènent la mort, quand elle n'est pas le résultat nécessaire de la violence de la maladie, se trouvent dans l'exaspération d'un typhus benin par des circonstances accidentelles, comme un traitement contraire à l'état actuel du malade, des imprudences dans le régime, &c.

La mort arrive ordinairement comme chez les personnes frappées d'apoplexie ou de paralysie; elle est quelquefois la suite de la gangrène des parties qui ont été plus violemment affectées dans le cours de la maladie.

Prognostic.

Quoique le typhus contagieux soit en général dangereux de sa nature, on peut assurer que, lorsque la maladie est bien reconnue et bien traitée, sur-tout dès son début, elle n'est pas très-grave; elle ne peut pas être rangée parmi les maladies les plus redoutables, telles que la peste, la fièvre intermittente pernicieuse, &c.

Prognostic tiré de diverses circonstances propres à modifier le Typhus.

Age. Les enfans et les vieillards sont, en général, moins susceptibles de contracter le typhus spontané que les adultes; et, parmi ces derniers, ce sont les jeunes gens qu'il attaque plus fréquemment.

Sexe. Les femmes sont un peu moins exposées au typhus contagieux que les hommes, et le supportent mieux. Si les règles paraissent dans la première période, cette évacuation a une influence avantageuse sur le cours de la maladie; le contraire a lieu si les règles arrivent dans la seconde, sur-tout vers la fin, à moins que les symptômes inflammatoires ne se soient prolongés dans le cours de cette seconde période.

Les femmes grosses font ordinairement des fausses couches.

Cette circonstance, qui en général est fâcheuse, l'est moins si elle arrive dans la première période que dans la seconde. Sur quatre femmes traitées par le docteur *Wegeler*, qui ont fait des fausses couches, trois se sont rétablies ; la quatrième est morte par suite d'une perte abondante.

Constitution et dispositions de l'Ame. L'homme doué d'une ame forte, d'un courage calme et ferme, ou d'un caractère gai et même insouciant ; celui qui d'ailleurs est robuste, endurci aux fatigues, accoutumé aux privations, à la mauvaise nourriture, est souvent à l'abri du développement du typhus spontané : au lieu que le jeune homme dont le tempérament n'est point encore formé, dont l'organisation est faible, qui est pusillanime, chagrin, qui s'abandonne à la nostalgie, qui est épuisé par les fatigues et les privations ; celui qui en général a été long-temps soumis aux causes débilitantes, est bien plus disposé à contracter le typhus spontané. Mais pour l'homme délicat, la maladie est moins dangereuse ; elle est terrible pour l'homme robuste, qui est plus susceptible de gagner le typhus par contagion.

Lieux. Lorsque le typhus se multiplie dans un hôpital, plus encore dans une ville et même dans les campagnes, si l'on n'est point en mesure pour en arrêter les progrès, le degré de contagion augmente en proportion de la masse des malades. Au contraire, le typhus devient moins contagieux à mesure qu'il s'étend, qu'il est plus isolé, à mesure qu'une sage administration, éclairée par la médecine, oppose des barrières à sa propagation ; il finit même alors par n'être plus contagieux, excepté dans certaines circonstances et lorsqu'on néglige les précautions que la prudence indique.

Saisons, température. Une température humide, soit douce, soit froide, est plus favorable au développement du typhus spontané qu'une atmosphère sèche, sur-tout par un temps de gelée ; ainsi, le printemps, l'été et l'automne sont plus à craindre que l'hiver, à moins qu'il ne soit doux et humide en même temps.

Degrés de contagion. Plus le rassemblement de malades dans un même lieu est considérable, relativement à l'espace qu'ils occupent, plus l'air ambiant est chargé de miasmes délétères, plus aussi les substances qui entourent ou ont entouré les malades sont imprégnées de ces miasmes; enfin, plus la maladie est dans sa force chez les individus qui en sont actuellement affectés, et plus, en même proportion, ceux qui s'exposent à la contagion, soit par le contact immédiat des malades, soit par le contact médiat des effets qui leur ont appartenu, soit en respirant l'air infecté, plus, disons-nous, ils sont saisis promptement et d'une manière intense, plus ils sont en danger de périr, ou d'essuyer une maladie très-grave.

Encombrement. Plus il y aura de malades attaqués du typhus, rassemblés dans un même local, plus la maladie deviendra dangereuse pour tous et chacun d'eux.

Complications. Le typhus, soit spontané, soit communiqué par contagion, qui saisit un individu portant des plaies, des ulcères devenus gangréneux, ou qui déjà était affecté d'une autre maladie débilitante, comme la diarrhée, la dysenterie, présente un danger bien plus imminent.

Défaut de concordance. En général, lorsqu'il y a défaut de concordance dans l'exercice des fonctions, et entre les divers symptômes; lorsque, par exemple, il existe du délire et que les traits de la figure ne sont point altérés; que la langue est belle et qu'il y a de l'amertume à la bouche; que la fièvre paraît modérée, que le pouls est peu éloigné de l'état naturel, et que cependant la chaleur est mordicante, &c. &c., le danger est des plus grands.

Désinfection. Les malades du typhus, autour desquels on n'emploie pas de puissans moyens de désinfection, sont le plus en péril.

Prognostic tiré des symptômes de la maladie.

Lorsque le *pouls* est, dès le commencement, petit, serré, concentré, et qu'il se soutient en cet état ; que cependant il est sans consistance et facile à déprimer, la maladie est très-grave. S'il y a strabisme, contraction des pupilles, peu de chaleur à la peau, et qu'en même temps le pouls reste dans un état presque naturel, le danger est encore bien plus grand.

Si les *vomitifs* donnés au commencement, produisent des évacuations abondantes et faciles qui diminuent la céphalalgie et procurent un calme un peu prolongé et de la sueur, c'est un bon signe ; c'est le contraire s'ils font tomber le malade dans l'adynamie.

Lorsque l'*épistaxis* a lieu, il soulage presque toujours le malade ; il doit être regardé comme avantageux.

Le *délire* modéré, qui est tranquille, sur-tout lorsqu'il arrive pendant la nuit et qu'il laisse des intervalles lucides, est peu inquiétant. Le délire furieux ou triste annonce, en général, une terminaison plus fâcheuse ; le *coma* comporte beaucoup plus de danger.

Lorsque les *forces* se soutiennent dans le commencement de la maladie, on doit avoir plus d'espérance que lorsqu'à cette époque la prostration est absolue.

La *surdité* au commencement de la première période, et sur-tout au moment de l'invasion, est l'annonce d'un grand danger ; elle est moins défavorable lorsqu'elle n'a lieu qu'à la fin de la seconde période.

Lorsque l'*odeur* qui s'exhale du malade est très-fade, très-nauséabonde et prend un caractère particulier que l'on apprend à reconnaître, mais que l'on ne peut décrire, en général il y a lieu de craindre.

L'*exanthème* qui survient vers le quatrième jour, est un des signes

les

les plus caractéristiques du typhus contagieux; il ne nuit point à la crise.

Les symptômes d'*affection catarrhale* ne méritent une sérieuse attention que quand ils sont très-intenses et qu'ils se prolongent au-delà du huitième jour.

Quand les *fonctions intellectuelles* ne sont pas éminemment et pendant long-temps en désordre, c'est d'un heureux augure; au contraire, lorsqu'elles sont promptement et profondément affectées, et que le trouble dure long-temps, on doit conserver peu d'espérance.

Si le malade montre une répugnance presque invincible pour les *médicamens,* s'il les garde et les roule dans sa bouche, ou les rejette aussitôt qu'il les a pris, c'est un très-mauvais signe.

Si le malade, avant d'être tombé dans le délire, perd l'espoir de guérir, et qu'il ait les *terreurs de la mort,* il y a tout à craindre.

Une *diarrhée* légère, dans la première période, est utile ; elle est nuisible si elle survient dans la seconde, à moins qu'elle n'arrive un jour critique et comme crise de la maladie.

Des *selles* séreuses très-abondantes et rendues involontairement dans le commencement de la maladie, manifestent un état fâcheux. La diarrhée obstinée, et plus encore la dyssenterie, sont une annonce très-funeste.

Si le *météorisme* de l'abdomen est considérable, s'il y a douleurs vives, le malade est en grand danger.

Les *urines* rares, flammées, et sur-tout l'absence totale des urines, doivent laisser dans une grande inquiétude. C'est le contraire lorsqu'elles sont abondantes et qu'elles ont le caractère critique. Mais, en général, les urines fournissent beaucoup moins de signes propres à porter un prognostic certain dans cette maladie, que dans les autres fièvres.

Les *sueurs* d'expression sont mauvaises; une simple moiteur, une chaleur qui n'est point mordicante, mais un peu habitueuse, est très-favorable dans le cours de la maladie ; des sueurs abondantes forment une crise heureuse.

Lorsqu'à l'époque des crises, il survient des sueurs chaudes sur le tronc et les cuisses, et que celles qui se manifestent sur les extrémités sont froides, le danger est imminent.

Les plaies des *vésicatoires* qui sont pâles, sèches, ou, plus encore, qui prennent un caractère gangréneux, manifestent un très-grand péril.

Lorsque le malade, après avoir ouvert la *bouche*, ne la referme point et qu'elle reste béante, κακον, il y a un grand danger.

La *langue* humide avec un enduit blanchâtre, durant le cours de la première période, humide encore et légèrement brunâtre, dans la deuxième, est un signe de bon augure.

La langue non pas foncièrement humide, mais lisse et mouillée par la salive, avec un véritable ptyalisme, est un très-mauvais signe.

La langue racornie, comme ligneuse et tremblotante, celle que le malade ne rentre point dans sa bouche lorsqu'il l'en a tirée, est un des symptômes les plus effrayans. Si, avec cela, les boissons tombent dans l'estomac par leur propre poids et presque sans contraction de l'œsophage, la mort est prochaine.

Enfin, lorsque tous les signes et tous les symptômes fâcheux sont à leur comble et que le malade est affaissé sous le poids de ses maux, il n'y a plus que l'agonie à attendre.

Résumé des Signes et Symptômes favorables.

Lorsque la maladie suit une marche régulière ;
Qu'il y a concordance dans les symptômes ;
Que ces symptômes sont peu intenses ;
Que ceux qui caractérisent la seconde période ne se manifestent pas dans le cours de la première ;
Qu'il y a une légère diarrhée dans le commencement ;
Que le malade n'a de délire que pendant la nuit ;

Qu'il a assez de force pour vaincre le délire;

Que les forces se soutiennent;

Que les douleurs de tête, les étourdissemens, les vertiges ne sont pas portés à un haut degré;

Que les vomitifs bien indiqués procurent un soulagement sensible, contribuent à faire prendre à la maladie une marche convenable;

Que les évacuations alvines qui surviennent dans le cours de la maladie, sont suivies de soulagement;

Que les urines sont troubles la veille des jours critiques;

Que l'épistaxis produit une amélioration remarquable;

Que l'exhantème a lieu à l'époque favorable et se termine heureusement;

Que la langue reste humide et non point mouillée, ou qu'elle devient seulement brune et non point noire, racornie et tremblante;

Que les plaies des exutoires offrent un bel aspect;

Que l'exacerbation dans la nuit du dix au onzième jour procure la crise complète le quatorzième,

On peut et l'on doit espérer une heureuse issue de la maladie; quoique l'on voie quelquefois le typhus contagieux qui suit une marche régulière et qui annonce le plus de bénignité, devenir mortel.

Traitement du Typhus contagieux lorsqu'il suit une marche régulière.

Dans le plus grand nombre de cas, la nature se suffit à elle-même pour triompher de cette maladie; le médecin ne doit alors que la seconder, en écartant tout ce qui entrave sa marche et dérange son travail. Il modère les symptômes les plus graves, il soutient les forces vitales, il les entretient à un degré suffisant pour lutter avec avantage contre le principe délétère, l'élaborer, l'expulser, et rétablir la santé; et c'est en cela, comme dans la plupart des fièvres aigues, que consiste tout le traitement du *typhus contagieux*, lorsqu'il suit une marche régulière.

Dans la première Période.

Rien n'est plus important, pour conduire cette maladie à une heureuse issue, que de suivre un traitement convenable dans cette période. Ce que l'on néglige alors ne peut plus être fait plus tard, et les fautes que l'on commettrait pourraient à peine être réparées.

L'état catarrhal et inflammatoire étant prédominant dans la première période, c'est contre cet état que le traitement doit être dirigé.

La saignée, d'après cette remarque, semblerait devoir être conseillée ; cependant il faut s'en abstenir, en général, avec le plus grand soin ; il faut ne l'employer qu'avec la plus grande réserve, lorsque la violence des symptômes force à y avoir recours , et préférer alors l'application des sangsues à la saignée ordinaire; encore faut-il y mettre beaucoup de prudence : on a vu faire, par le moyen d'un petit nombre de sangsues , des saignées trop copieuses.

Le plus communément , le vomitif doit être placé au premier rang des médicamens, soit qu'on le considère comme débarrassant les premières voies de matières étrangères ou altérées, de vrais miasmes délétères qui ont pu être avalés; soit qu'on lui attribue la propriété de changer, de modifier l'état du foie; soit qu'il imprime, par son effet, une secousse générale à toute l'économie , secousse dont le résultat immédiat et sensible est de détruire le spasme de la peau qu'avait fait naître le frisson, et de favoriser ainsi une douce moiteur; soit enfin parce que cette secousse contribue à débarrasser le poumon lui-même des substances qui ont pu lui être portées par l'air dans la respiration, et qui, par l'irritation qu'elles produisent, simulent une véritable inflammation ; toujours est-il vrai qu'on ne peut pas contester au vomitif des avantages précieux. On doit préférer l'ipécacuanha aux préparations antimoniales. On doit le donner à des doses fractionnées, à plus ou moins d'intervalle.

L'instant le plus favorable pour administrer un vomitif, est dans les premiers jours, lorsque l'état inflammatoire n'est pas encore tout-à-fait développé ; néanmoins, donné plus tard, et même répété pendant la première période, lorsqu'il y a indication, il est encore avantageux. On n'a pas remarqué que l'écoulement des règles en fût supprimé.

Immédiatement après l'action du vomitif, on doit chercher à favoriser les petites sueurs qui se montrent, par des boissons tièdes, comme une infusion légère de fleurs de tilleul, de feuilles d'oranger, de mélisse, de fleurs de sureau.

On passe ensuite à l'usage de légers résolutifs diaphorétiques et laxatifs, comme les tamarins, le tartrate acidule de potasse [crême de tartre], les sels neutres en petite quantité, le muriate d'ammoniaque [sel ammoniac], les oximels, le petit lait, la décoction de chien-dent, l'extrait de pissenlit, le rob de sureau, l'acétate d'ammoniaque liquide [esprit de *Mindererus*].

Pour boisson habituelle, on donne la limonade faite avec du jus de citron, du tartrate acidule de potasse ou de l'acide tartarique, l'eau d'orge avec du vinaigre, de l'eau pure, de l'eau de pruneaux ou de tamarin, de l'eau miellée, de l'eau et du sirop de vinaigre, du petit-lait préparé avec la crême de tartre, le vinaigre ou le tamarin.

Les personnes qui, dès leur jeunesse, sont accoutumées à boire des eaux minérales gazeuses très-faibles, peuvent en prendre, mais en très-petite quantité. Aucune boisson ne doit être prise froide. Si la soif est vive et que l'estomac souffre de la trop grande quantité de boisson, on fera sucer quelques tranches de citron ou d'orange, que l'on sucrera légèrement.

On choisira ceux de ces médicamens qui seront indiqués par la constitution du malade et par les symptômes les plus prononcés.

Les lavemens simples ou préparés avec des herbes émollientes, du petit lait, de l'eau de graine de lin, &c., conviennent. Pris vers le soir, ils procurent un soulagement remarquable et rendent la nuit plus calme.

Contre les douleurs de tête, on emploie avec succès des compresses trempées dans du vinaigre camphré, que l'on place sur le front et les tempes, ou des cataplasmes faits avec la mie de pain, des baies de genièvre écrasées et du vinaigre; on a tiré des avantages marqués d'un cataplasme fait avec une once de farine, un gros de poivre et une quantité suffisante d'alcool [esprit-de-vin].

Les mains, les avant-bras, les pieds et les jambes doivent être lavés matin et soir, pendant les premiers jours, avec du vin chaud, et, pendant le reste de la première période, avec le mélange suivant: Dans une livre et demie d'eau bouillante, on fait infuser trois onces de moutarde concassée ou de farine de moutarde, et l'on ajoute huit onces de vinaigre. Chaque partie doit être lavée isolément et essuyée avec un linge chaud.

On combat le délire, dans la première période, par les sinapismes à la plante des pieds, aux mollets, à la nuque; on emploie les lotions indiquées ci-dessus; on lave le visage avec du vin froid plusieurs fois par jour; on donne des lavemens émolliens et rafraîchissans : ces moyens suffisent ordinairement pour faire cesser le délire dans le commencement et lorsqu'il est faible. Nous indiquerons plus bas ce qu'il faut faire lorsqu'il est violent.

En général, il ne faut ni trop affaiblir le malade ni trop l'exciter: il ne faut point l'affaiblir, parce qu'on n'a point à combattre une inflammation vraie et essentielle, et que la période nerveuse qui doit suivre, est souvent compliquée d'adynamie. Ainsi, dans la première période, les saignées qui ne sont point commandées par l'urgence des symptômes, et les purgatifs , doivent être interdits.

Il ne faut point exciter le malade ; on doit se méfier de la méthode dangereuse de ceux qui croient ne pouvoir assez se hâter d'administrer des excitans et des toniques, dans l'intention d'arrêter la marche du typhus, de la même manière qu'on se propose de couper les fièvres intermittentes pernicieuses, en donnant le quinquina à haute dose.

Nous adoptons en tout l'avis de *Hildenbrand*, qui dit : *Il serait présomptueux et ridicule de vouloir, par une activité trop hâtée, couper cette maladie dans sa marche ordinaire et en diminuer la durée. Par une semblable conduite, on épuise, on paralyse les forces ; on jette le malade dans un état d'asthénie indirecte, qui est bien plus difficile à guérir que la faiblesse, parce qu'elle fait naître un état de torpeur, duquel on ne peut quelquefois faire revenir le malade par l'emploi des irritans les plus forts* (1).

Il est donc essentiel , dans cette première période, de respecter la marche régulière de la maladie, et de ne point troubler la nature dans son travail , dont le résultat est d'amener des crises heureuses que le médecin peut favoriser, mais qu'il n'est pas en son pouvoir de faire naître.

Régime pendant la première Période.

L'air qui environne le malade ne doit pas être trop chaud , mais sec et pur.

Des fruits cuits, des bouillons à l'oseille, des crêmes légères de riz, de semoule, de fécule de pomme de terre, composeront toute sa nourriture.

Le malade doit, tant qu'il le peut, se lever, se promener, ou,

---

(1) *Hildenbrand*, sur le Typhus contagieux, *pages 196, 202 et 203*, édition allemande de 1810.

au moins, rester assis sur son séant. Si, par sa force morale, il peut résister au délire, comme l'a fait le docteur *Klein*, et comme on l'a vu chez d'autres malades, le typhus sera beaucoup moins dangereux pendant son cours.

Dans la deuxième Période.

La nature des symptômes qui caractérisent cette période, indique la nécessité d'une méthode plus excitante que dans la première ; afin de prévenir l'épuisement des forces vitales, et de les entretenir à ce juste degré nécessaire pour qu'une crise bienfaisante puisse avoir lieu. Ici l'expérience vient à l'appui du raisonnement.

Mais il est sage encore de suivre la nature dans la transition qu'elle fait, par degrés insensibles, de la première à la deuxième période. Le médecin doit passer peu à peu aux moyens excitans, qui doivent d'abord être légers et donnés à petites doses, sur-tout si l'on n'observe dans l'état du malade rien qui approche de la fièvre *nervosa stupida*, seul cas où il faudrait recourir promptement à des excitans plus forts, et donnés à plus haute dose, pour les diminuer ensuite ; tandis qu'au contraire lorsque la maladie se rapproche de la fièvre *nervosa versatilis*, on doit commencer par des excitans plus faibles et à des doses moindres, pour les augmenter graduellement.

Dans le commencement de la seconde période, on pourra faire usage d'une potion composée de six onces d'infusion d'angélique et une once d'acétate d'ammoniaque liquide [esprit de *Mindererus*] ou de muriate d'ammoniaque [sel ammoniac], dont on donnera une cuillerée à bouche toutes les heures.

Vers le neuvième ou dixième jour, et même plutôt, si le délire, les vertiges et les étourdissemens sont très-marqués, on appliquera des vésicatoires aux jambes et à la nuque ; on les fera suppurer jusqu'après la crise.

Si le pouls est petit, faible, quoique fréquent, si la peau est
sèche,

sèche, la poitrine serrée, on emploiera le camphre de la manière suivante :

Prenez,

Camphre.............................. 6 grains.
Sucre............................. }
Gomme arabique.................. } de chaque...... 18 grains.

mêlez et divisez en douze paquets, dont on fera prendre un toutes les deux heures. On peut aussi donner le camphre dans un lait d'amandes, en se servant de l'éther pour dissoudre le camphre.

Dans la transition du dixième au onzième jour et dans celle du treizième au quatorzième, il faut avoir soin de donner fréquemment de petites tasses d'une infusion chaude de mélisse, de fleurs de sureau, ou toute autre semblable, pour favoriser la sueur qu'on attend à ces époques.

Les médicamens indiqués ci-dessus, peuvent être changés, modifiés, remplacés par d'autres, d'après les différentes indications qui se présentent. Par exemple, on pourra donner la valériane, s'il y a soupçon fondé de l'existence des vers : on fera prendre l'infusion de *calamus aromaticus*, si les intestins sont affaiblis ou s'il y a une disposition scorbutique ; on emploiera aussi, dans l'occasion, la serpentaire de Virginie, le *contrayerva*, la menthe poivrée, la racine d'impératoire, &c. Encore une fois, cette instruction ne s'adresse point aux médecins expérimentés, qui savent varier le traitement selon les circonstances de la maladie, selon les localités, selon même les moyens qu'ils ont à leur disposition.

On combat la diarrhée qui arrive assez fréquemment dans la deuxième période, par la valériane, par des lavemens émolliens, par des frictions sur le ventre avec un liniment volatil camphré, ou en couvrant le ventre avec une solution de camphre dans du jaune d'œuf; et si la diarrhée est très-opiniâtre, on y oppose l'opium. Mais ce médicament doit être administré avec beaucoup

D

de précaution, beaucoup de réserve et seulement dans le cas qui vient d'être indiqué. Dans tout autre, il est plutôt nuisible qu'avantageux. Il faut sur-tout se bien garder de l'administrer dans la vue de procurer du sommeil, ou simplement comme calmant, parce qu'il augmente l'agitation, les étourdissemens, le délire ; parce qu'il dispose à la congestion vers la tête, qu'il empêche les forces vitales de se relever, qu'il retarde les crises et prolonge la maladie.

Si les artères du col battent avec force, si le visage est animé, si le délire est violent, on couvre la tête du malade avec une vessie à demi-remplie d'eau à la glace, ou avec un mélange d'eau et de vinaigre, contenant du nitre [nitrate de potasse] et du sel ammoniac [muriate d'ammoniaque] en solution. On appliquera quelques sangsues aux tempes, sur le trajet des veines jugulaires, ou derrière les oreilles, sur-tout si le pouls est dur et serré.

On a quelquefois été obligé, dans certaines anomalies, par exemple l'encéphalite, de pratiquer la saignée générale, particulièrement celle du pied, qui est alors plus avantageuse; on emploiera en même temps les vésicatoires volans sur les cuisses et les jambes.

Dans le cas de tetanos, même pendant la première période, on a tiré de grands avantages des affusions d'eau froide sur toute la surface du corps, jusqu'à ce que le malade commençât à trembloter; on le portait ensuite dans un lit chaud.

Il a quelquefois été utile d'employer les bains tièdes, soit dans la première, soit dans la deuxième période, lorsqu'il y avait un état convulsif et tétanique, on place en même temps des corps froids sur la tête.

S'il y a adynamie très-prononcée, l'usage des toniques, sur-tout du quinquina, est indiqué; entre toutes les préparations de quinquina qu'on peut employer, on doit préférer l'extrait de cette substance, ou, à son défaut, l'infusion et même la décoction. On continue à donner du vin avec modération.

Régime dans la deuxième Période.

Quant au régime, l'air doit être plus chaud que dans la première période. La lumière est utile; c'est un excitant agréable. Si le malade peut encore se lever, il faut qu'il se lève; s'il ne le peut pas, on doit le changer souvent de position.

On peut permettre un peu plus de nourriture que dans la première période, mais toujours sous forme liquide. Le malade pourra boire de l'eau panée, à laquelle on ajoutera un huitième ou un sixième de vin. Le vin pur, sur-tout s'il est généreux, doit être regardé toujours comme médicament, et donné seulement par cuillerées à des intervalles fixes; à moins qu'il n'y ait adynamie.

Dans la troisième Période.

La plupart des moyens employés dans la deuxième période, conviennent encore dans la troisième, en les modifiant, ou les changeant suivant les indications.

Si la maladie se prolonge après le quatorzième jour, ce qui a lieu toutes les fois qu'il n'y a pas eu de crise complète, il y a toujours une diminution plus ou moins marquée des symptômes qui avaient existé dans le cours de la seconde période. L'adynamie seule, si déjà elle s'est manifestée, devient plus intense; si elle n'a point encore existé, elle se développe à cette époque.

Dans ce cas, le traitement exige un usage moins réservé des toniques, particulièrement du quinquina; mais il faut toujours se rappeler que l'on traite un typhus, et que, même à cette période, les toniques énergiques donnés à une dose un peu forte, peuvent ramener et augmenter les symptômes d'affection cérébrale.

Lorsque la crise a été complète le quatorzième jour, le malade entre en convalescence; il ne lui reste qu'une faiblesse extrême, et, dans plusieurs cas, un léger délire, sur-tout pendant la nuit.

Il est revenu à une entière connaissance, et il s'aperçoit lui-même qu'il divague : cet état de faiblesse et de délire existe sans fièvre.

On doit alors chercher à relever les forces par des toniques. Le quinquina peut être administré avec succès, en observant cependant que s'il subsiste du délire, il faut mettre plus de réserve dans son emploi. On doit permettre plus de vin avec de l'eau, et même du vin pur à petites doses.

On doit aussi permettre des alimens solides ; on choisira ceux qui contiennent beaucoup de substance nourrissante, sous un petit volume. S'il y a constipation, il faut lâcher le ventre par de doux laxatifs.

Tout le reste doit se faire comme dans les convalescences ordinaires des fièvres aiguës.

Moyens de prévenir le développement et la propagation du Typhus contagieux.

Il paraît démontré que des miasmes délétères peuvent se former sur un individu, rester accumulés seulement à la surface de son corps, sans que cet individu lui-même devienne malade ; et cependant il est susceptible de porter à des distances plus ou moins éloignées et de communiquer à d'autres personnes le germe de la maladie dont il n'est pas encore atteint, dont il ne le sera peut-être pas, ou dont il peut le devenir dans certaines circonstances qu'il est impossible d'indiquer.

Il est prouvé que les vêtemens ou autres effets ayant servi à l'usage d'un individu alors atteint du typhus contagieux, ou qui porte actuellement à la surface de son corps le germe de la maladie, peuvent communiquer ce même germe à tout autre individu qui les touche.

Il est hors de doute qu'un certain nombre de malades du typhus contagieux, réunis dans un local trop petit pour ce nombre, fait naître une contagion qui peut se communiquer à toutes les personnes, soit affectées d'une autre maladie, soit saines, qui séjournent dans l'air vicié de ce local, qui seulement traversent le lieu infecté, ou, même qui se trouvent en plein air au milieu de malades du typhus.

Il est reconnu que tout local dans lequel il a été amoncelé un certain nombre de malades du typhus contagieux, conserve très-long-temps, dans toutes ses parois et plus encore dans tous les meubles qui ont été à l'usage des malades, des miasmes délétères et contagieux, propres à communiquer le typhus à ceux qui viendront habiter ce local.

Le moyen de désinfection est unique, il consiste à décomposer, à détruire les miasmes contagieux ; ce moyen est sûr.

Le moyen de prévenir la propagation est le même; il oppose une barrière insurmontable au germe du typhus.

La chimie nous a procuré ce moyen, l'hygiène nous apprend la manière de l'employer; elle donne des préceptes qui assurent son succès.

Avant de donner des conseils qui intéressent l'individu portant sur son corps le germe du typhus non développé; avant d'en donner à ceux qui sont dans le cas de toucher, soit cet individu, soit un malade, soit les effets qui ont servi à leur usage, avant d'indiquer la manière de désinfecter, soit une salle de malades, soit une salle vide, mais qui a contenu des malades du typhus; avant de retracer ici les précautions si connues que doivent prendre toutes les personnes qui donnent des soins quelconques aux malades, et les mesures de salubrité générale, qui sont commandées aux autorités par la raison, par l'humanité, par l'intérêt public et par leur intérêt propre, nous allons, non pas faire connaître cette préparation chimique, il y a long-temps qu'elle l'est, mais donner les formules des diverses fumigations qui constituent ce moyen unique

de désinfection prompte et sûre. Il est juste de décrire l'instrument
que l'on doit employer avant d'en indiquer l'usage.

Fumigations.

A l'usage des médicamens qui doivent être employés dans les
différentes périodes de la maladie, il faut ajouter les fumigations
acides qui, en se répandant dans l'air, s'emparent des miasmes putrides et contagieux dont il est chargé, s'y combinent et forment
des composés nouveaux, et détruisent par conséquent leurs propriétés
délétères. Mais la force et la durée de ces fumigations doivent être
modifiées suivant les circonstances.

1.º *Fumigations d'acide muriatique oxygéné , suivant le procédé
de M.* Guyton-Morveau.

Pour faire dans une salle destinée à recevoir des malades, ou un
appartement qui n'est point habité, les fumigations dont l'expérience
a démontré l'efficacité, on prépare la poudre suivante :

Muriate de soude [sel commun], 90 grammes [3 onces]; oxide
noir de manganèse, 7 grammes [2 gros].

On met cette poudre dans une capsule ou large vase de terre
cuite en grès, à son défaut dans un vase plat quelconque, que l'on
place sur un réchaud allumé , puis on verse dessus, en une seule
fois, 60 grammes [2 onces] d'acide sulfurique [huile de vitriol du
commerce].

Avant de verser l'acide sur le mélange , on prend la précaution
de fermer toutes les fenêtres et toutes les portes, excepté celle par
laquelle on doit sortir. Lorsque l'acide est versé, on se retire promptement en fermant la dernière porte, et l'on ne rentre dans la pièce
où la fumigation a été faite qu'environ douze heures après. Le
premier soin alors doit être d'ouvrir toutes les portes et toutes les
fenêtres.

Mais lorsque les salles qu'on veut désinfecter sont habitées , il faut faire ces fumigations très-lentement et par petites parties. Ainsi l'on doit se borner à mettre dans une petite capsule deux ou trois pincées de la poudre saline ci-dessus , et on verse successivement et seulement par gouttes à-la-fois une petite cuillerée d'acide sulfurique, ce que l'on réitère au moins quatre à cinq fois dans le courant de la journée.

On peut aussi préparer des flacons désinfectans , en mettant dans un grand flacon 120 grammes [4 onces] d'acide muriatique [esprit de sel du commerce], 7 grammes [2 gros] d'oxide noir de manganèse , 2 grammes [demi-gros] d'acide nitrique [eau-forte du commerce] ; on ferme aussitôt le flacon avec son bouchon de cristal , pour l'ouvrir de temps en temps , et toutes les fois qu'il sera nécessaire de détruire quelques miasmes putrides répandus dans l'air.

2.° Fumigations sulfureuses.

On fait un mélange de parties égales de soufre ou de fleurs de soufre, et de nitrate de potasse [sel de nitre] en poudre, et l'on divise ce mélange en petits paquets d'un demi-gramme [9 grains] chacun, que l'on projette sur un rechaud allumé.

3.° Fumigations nitriques.

On prend un grand vase de verre, ou un creuset un peu profond , dans lequel on met 15 à 20 grammes [environ 4 gros] d'acide sulfurique concentré. On le place sur un bain de sable que l'on chauffe légèrement, et on y projette de temps en temps un peu de nitrate de potasse en poudre grossière. Ce sel se décompose lentement, il se dégage un gaz acide qui se répand peu-à-peu dans l'atmosphère, et l'on peut multiplier ces petits appareils dans les différens points d'une salle de malades, sans craindre de les incommoder.

4.° Purification des hardes, vêtemens, &c.

La purification des hardes et vêtemens, des fournitures de lits et autres objets qui ont servi aux malades, doit se faire dans un endroit particulier destiné à cette opération. Là, les différens effets seront exposés, étalés sur des perches et soumis à une forte fumigation faite avec un mélange de soufre et de nitrate de potasse, comme il est indiqué dans les fumigations sulfureuses, n.° 2.

L'évaporation du vinaigre, sa projection sur un fer incandescent, ainsi que la combustion de différentes substances aromatiques, si communément employés auprès des malades, ne peuvent point être considérés comme un moyen désinfectant. Toutes ces substances peuvent masquer l'odeur qui s'exhale des excrétions des malades, mais ne détruisent point le principe contagieux et délétère qui entretient et propage la maladie.

Application des Fumigations aux différens cas indiqués ci-dessus.

1.° A un individu soupçonné de porter le germe du Typhus contagieux.

Il doit se soumettre nu à la fumigation n.° 2, prendre des bains, faire des lotions, des frictions, parce que les miasmes délétères peuvent être adhérens à la surface de son corps, dans les poils qui en recouvrent quelques parties, et sur-tout dans l'enduit de crasse qu'il porte le plus souvent lorsqu'il a été soumis aux circonstances qui font naître le typhus spontané, et particulièrement à la malpropreté. Il doit changer de vêtemens, et ne reprendre les siens qu'après qu'ils auront été désinfectés, parce que le germe du typhus peut exister dans ses habits.

Ce que nous disons ici d'un individu peut s'appliquer à dix, à cent, à mille; il ne faut qu'employer un local plus vaste et faire les fumigations plus en grand.

2.°

2.° *Aux vêtemens, lits, meubles et ustensiles quelconques.*

C'est le moyen unique des fumigations acides, n.° 4.

3.° *Aux salles remplies de malades.*

C'est encore le moyen unique des fumigations, soit n.° 1, avec les modifications indiquées, soit n.° 2.

4.° *Aux salles vides, mais qui ont été occupées par des malades du Typhus.*

Toujours les fumigations n.° 1; ensuite gratter les murs et les planchers, blanchir à la chaux, laver les meubles, les lits, &c. &c.

Précautions à prendre par ceux qui sont dans le cas de toucher les malades du typhus, de leur donner des soins, ou seulement de rester dans des salles infectées.

Ceux qu'un zèle, assurément très-louable, porte au-devant des malades, qui aident à les descendre de voiture, qui les portent dans les lits qui leur sont destinés; qui les déshabillent, &c. &c. doivent, *avant* et *après* ces opérations, soumettre leur corps et leurs vêtemens aux fumigations; ils doivent se laver, se promener au grand air, et faire usage de vin, pris *modérément.*

Nous donnerons les mêmes conseils généraux aux médecins, aux chirurgiens, aux élèves chargés du service d'un hôpital, ou donnant des soins à des malades situés dans des maisons particulières.

Nous les donnerons aux sœurs hospitalières, aux infirmiers, aux gardes-malades; en un mot, à toutes les personnes que leurs devoirs exposent à contracter la contagion auprès des malades.

Mais, en outre, tous les officiers de santé doivent ordonner ou faire une fumigation avant de commencer leur visite; ensuite, 1.° ils couvriront leurs habits d'un tablier ou d'une casaque de

E

toile ; ils releveront un peu les manches de leurs habits ; ils auront l'attention de ne point toucher les malades avec des mains froides, encore moins avec des mains en sueur ; ils frotteront leurs mains avec de la poudre de stéatite [craie de Briançon], ou de lycopodium ; ils auront soin de n'entrer à l'hôpital qu'après avoir pris un bouillon, une tasse de thé, ou de café, ou de toute autre boisson, suivant leur goût et leurs habitudes : après la visite, ils se laveront les mains et la bouche avec de l'eau légèrement acidulée.

2.° Ils useront d'une bonne nourriture, sans excès ; ils feront de l'exercice, sans fatigue ; ils monteront à cheval le plus qu'ils pourront.

3.° Sur-tout, ils entretiendront le calme de l'ame, ce courage de l'homme qui remplit un devoir ; ils se persuaderont de cette grande vérité en médecine, que celui qui est accoutumé à l'air d'un hôpital, même infecté, qui s'y trouve, pour ainsi dire, acclimaté, court infiniment moins de risques que celui qui s'y expose ino-pinément.

Mais ils ne négligeront point les moyens de préservation, parce qu'ils savent qu'en prenant journellement ces précautions, dictées par une crainte salutaire, également éloignée de la pusilla-nimité et de l'imprudence, on peut braver impunément tous les dangers de la contagion, on entretient une santé bien précieuse, en ce qu'elle conserve les moyens d'être utile, et de sauver ou de soulager des milliers de ses semblables.

Nos derniers conseils s'adresseront aux autorités constituées, à tous les agens qu'elles sont obligées d'employer ; ils se borneront à trois points : prévenir la naissance du typhus contagieux ; arrêter la contagion dans son origine ; opposer une digue à la maladie, et la combattre avec avantage lorsqu'elle s'est développée d'une manière que l'on peut appeler *épidémique*.

Prévenir la naissance du Typhus contagieux.

Il ne faut que méditer ce que nous avons dit ci-dessus relativement aux causes qui font naître le typhus, pour être instruit de tout ce qu'on doit faire dans cette circonstance. Ainsi, procurez de bonne nourriture et en quantité suffisante, des vêtemens propres, un logement sain, l'isolement et l'éloignement des substances en putréfaction; prévenez les fatigues excessives, et toute espèce d'encombrement; ajoutez les soins de propreté, et presque jamais le *typhus contagieux* ne naîtra spontanément.

Arrêter la Contagion dans son origine.

Dans une ville où le typhus contagieux n'a pas pris naissance, mais où il a été apporté par des individus qui en étaient atteints ou qui en avaient contracté le germe, soit spontanément, soit par contagion, le premier devoir est de consacrer un hôpital uniquement destiné à recevoir les malades du typhus.

Nous supposons que, dans cet hôpital dont on n'aurait pas eu le temps d'évacuer les malades avant qu'il s'y fût introduit des typhus, il se trouve alors un certain nombre de malades du typhus sporadique, qui menace de devenir contagieux; et un nombre, même plus petit, de typhus contagieux, mêlés à d'autres maladies.

Le premier soin à prendre est de séparer en différentes classes tous les malades, que l'on placera ensuite dans différentes salles.

Dans la première classe seront les typhus bien reconnus;

Dans la deuxième, les malades suspectés d'avoir le germe du typhus;

Dans la troisième, les individus ayant des maladies autres que le typhus.

Le deuxième soin est de transférer exactement d'une salle dans l'autre, les malades dont l'affection prend le caractère du typhus, et de veiller à ce que les malades entrans soient placés dans la salle qu'il leur convient d'occuper.

Le troisième doit être de prendre toutes les précautions possibles pour que, s'il y a plusieurs hôpitaux dans la ville, tous les malades affectés ou menacés du typhus, soient évacués sur l'hôpital destiné à les recevoir.

Le quatrième consiste à désigner un autre hôpital qui serve à retirer tous les convalescens du typhus.

Le cinquième, enfin, est :

1.º D'avoir, dans tout hôpital ou autre lieu destiné à recevoir des malades du typhus, une salle d'entrée ou de réception, séparée des autres salles, où les malades seront deshabillés, lavés, essuyés, soumis aux fumigations n.º 1 ou 2, modifiées comme pour les salles habitées, puis recouverts des vêtemens de la maison, qui seront eux-mêmes très-propres. On ne souffrira jamais que les malades mettent leurs capotes sur leurs lits ;

2.º De désinfecter, sur-le-champ, les hardes et tous les ustensiles que les malades auraient apportés avec eux, et de les déposer dans un lieu parfaitement à l'abri de l'infection, pour les leur rendre propres lors de la sortie, et après que les malades eux-mêmes auront encore subi une fumigation ;

3.º D'employer très-scrupuleusement et plusieurs fois par jour, les mêmes moyens de désinfection pour les salles ;

4.º D'exiger que, tous ceux qui sont occupés au service des malades , tous sans exception , médecins , chirurgiens , élèves , gardes, infirmiers, &c. , fassent également usage des fumigations, chaque fois qu'ils auront fait leur service dans les salles. Cette précaution doit être de rigueur, pour les préserver de l'infection et pour qu'ils ne la répandent pas dans les lieux où ils iraient en sortant de l'hôpital.

Mais, jusque-là, tout doit se faire dans le silence, il n'y a point encore de danger pour le public, la contagion n'existe pas, ou elle existe si peu que l'on est *moralement* sûr de l'empêcher de naître ; nous disons plus ; que l'on est, en prenant les précautions indiquées, *physiquement* certain de l'arrêter dans sa marche, de la borner au point où elle est dans le moment présent.

Opposer une digue à la maladie et la combattre avec avantage, lorsqu'elle s'est développée d'une manière que l'on peut appeler épidémique.

Si les causes de l'infection se sont multipliées par l'arrivée successive d'un grand nombre de malades ; si la contagion s'étend sur la population, les autorités doivent redoubler de sollicitude et agir promptement. Le moyen le plus propre à tranquilliser les esprits, est de bien convaincre le public qu'on s'occupe essentiellement de son salut, qu'on prend des mesures grandes et promptes pour l'assurer.

Il ne s'agit pas encore de chercher à guérir les malades, il faut anéantir le germe chez ceux qui l'ont contracté, et préserver ceux qui n'en sont point encore atteints ; il faut arrêter les progrès de la *contagion*.

L'Administration doit s'occuper de former sur-le-champ un conseil de salubrité, qui la guidera dans ses démarches ; en même temps elle s'occupera du soin de trouver des bâtimens vastes, bien aérés, éloignés du centre des villes, des bourgs, des villages, et, s'il est possible, au milieu de la campagne : tout lui conviendra, hôpitaux, anciens couvens, châteaux, casernes, grandes fabriques. Si elle n'en trouve point, elle fera élever à la hâte des baraques.

Elle empêchera que les voitures chargées de malades traversent les villes, les lieux très-habités.

Si les bâtimens qu'elle peut consacrer au bienfait qu'elle prépare, ont contenu des malades suspects, elle les fera désinfecter.

Enfin, les locaux sont désignés ; elle les fera promptement pourvoir des choses de première nécessité ; elle y fera placer des lits, s'il est possible. A leur défaut, elle y fera étendre de la paille fraîche, qu'on renouvellera très-souvent, avec le soin de brûler celle qui aura servi ; elle y fera entretenir une chaleur douce, si le froid l'exige.

A l'arrivée des malades, en quelque nombre qu'ils soient, dans des pièces consacrées à cet usage, on les fera tous déshabiller ; on les soumettra aux fumigations ; on les fera laver, si l'on ne peut les baigner ; on les couvrira de vêtemens propres, ou on ne leur rendra les leurs qu'après qu'ils auront été désinfectés.

Dans tous les cas, il faut prévenir l'encombrement, la cause la plus fréquente et la plus certaine de la naissance, du développement et de la propagation du typhus contagieux: ainsi il est sage de prévenir toute espèce de rassemblémens. On doit encore avoir soin de faire enterrer les morts peu de temps après le décès : les fosses seront très-profondes.

Par ces seules mesures, on sauvera des milliers d'individus actuellement menacés du typhus ; on en préservera d'autres milliers de la contagion.

Mais la précaution la plus importante à prendre, celle qui peut le plus prévenir la propagation du typhus, c'est que MM. les Préfets, Sous-préfets, &c., annoncent à toutes les communes placées sur la ligne d'évacuation, l'arrivée des malades, et des gens encore sains, mais qui, s'étant trouvés dans les circonstances propres à la communication du germe du typhus, peuvent répandre la contagion. Il faut qu'ils donnent les ordres les plus sévères pour que, dans chaque commune, il y ait des maisons destinées à recevoir et à loger ceux qui arrivent ; pour qu'il y ait des chambres consacrées à désinfecter les hommes et leurs effets ; pour qu'il n'y en ait de logés chez les particuliers qu'à la dernière extrémité, et le moins possible. Cette précaution bien simple a préservé presque entièrement de la contagion toutes les communes des environs d'Aix-la-Chapelle, et l'ont fait cesser dans celles où les médecins envoyés dans les départemens infectés , ont pu obtenir des autorités, qu'on suivît leurs conseils.

Une fois que les hôpitaux provisoires sont établis, la conduite à y tenir, ainsi que dans les maisons particulières, est celle que nous avons tracée pour les moyens d'*arrêter la contagion dans son origine*. Le traitement de la maladie doit être tel que nous l'avons indiqué ci-dessus.

Dans le temps d'épidémie du typhus, lorsque l'on aura été forcé de loger chez des particuliers des individus qui peuvent répandre l'infection, ou lorsque le typhus se sera introduit et développé dans les familles, l'Administration, soit d'un chef-lieu de préfecture, soit d'une sous-préfecture, soit d'une simple mairie, doit veiller sur les maisons particulières qui contiendraient des malades quels qu'ils soient. Elle doit exercer une police active sur ces maisons; elle doit, non pas seulement inviter, mais forcer les habitans à prendre les précautions indiquées dans cette Instruction, telles que fumigations, isolement , et traitement rationnel, dont le succès est constaté par l'expérience; elle doit s'assurer qu'elles y sont prises, en autorisant ses agens à s'y transporter.

Nous n'avons pas prétendu faire un *traité du typhus contagieux*, ni même une *monographie* de cette maladie ; mais nous croyons avoir rempli les vues de Son Excellence le Ministre de l'intérieur, en rapprochant, en présentant, dans cette *Instruction*, le précis des observations le mieux constatées ,

1.º Sur *la naissance du typhus;*

2.º Sur *sa contagion et sa propagation;*

3.º Sur *la description* de cette maladie dans toutes ses périodes;

4.º Sur *son diagnostic ;*

5.º Sur *ses anomalies;*

6.º Sur *son pronostic;*

7.º Sur *son traitement* dans ses différens périodes ;

8.º Sur *les moyens de prévenir son développement et sa propagation ;*

9.º Sur *les fumigations* à employer ;

10.º Sur *l'application des fumigations* aux différens cas où elles conviennent ;

11.º Sur *les précautions à prendre par tous ceux qui sont dans le cas de toucher les malades du typhus, de leur donner des soins, ou seulement de rester dans des salles infectées ;*

12.º Sur *les conseils* que l'on doit adresser aux autorités constituées pour *prévenir la naissance du typhus, arrêter la contagion dans son origine, opposer une digue à la maladie, et la combattre avec avantage, lorsqu'elle s'est développée d'une manière que l'on peut appeler ÉPIDÉMIQUE.*

Approuvé par nous Ministre de l'intérieur
Comte de l'Empire.

MONTALIVET.

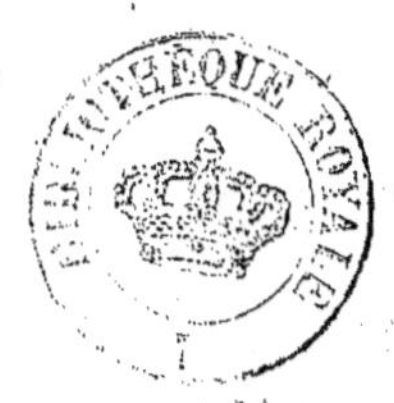

Paris, le 27 Janvier 1814.

À PARIS, DE L'IMPRIMERIE IMPÉRIALE. Février 1814.